BEI GRIN MACHT SICH IHR WISSEN BEZAHLT

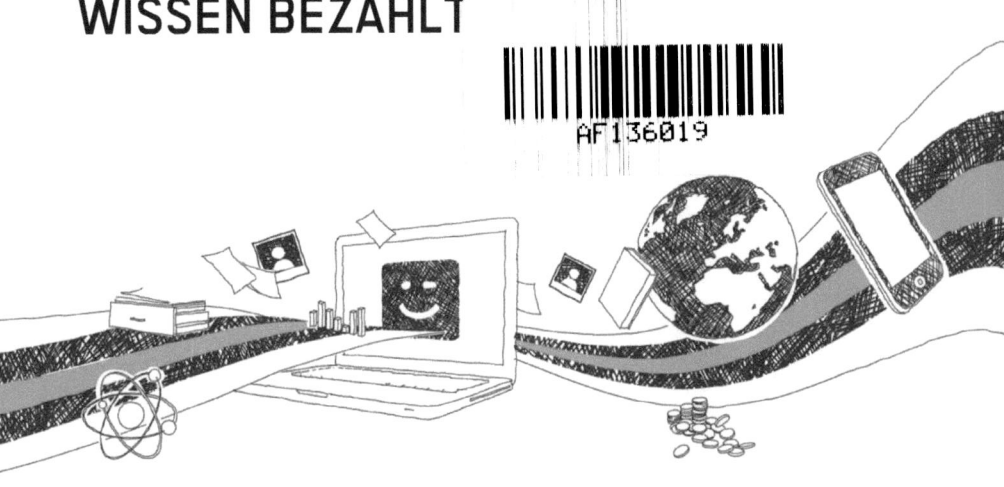

AF136019

- Wir veröffentlichen Ihre Hausarbeit, Bachelor- und Masterarbeit

- Ihr eigenes eBook und Buch - weltweit in allen wichtigen Shops

- Verdienen Sie an jedem Verkauf

Jetzt bei www.GRIN.com hochladen
und kostenlos publizieren

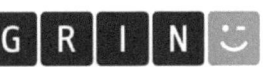

Bibliografische Information der Deutschen Nationalbibliothek:

Die Deutsche Bibliothek verzeichnet diese Publikation in der Deutschen National-bibliografie; detaillierte bibliografische Daten sind im Internet über http://dnb.d-nb.de/ abrufbar.

Impressum:

Copyright © 2015 GRIN Verlag
Druck und Bindung: Books on Demand GmbH, Norderstedt Germany
ISBN: 9783346045386

Dieses Buch bei GRIN:

https://www.grin.com/document/498492

Manuel Anhold

Aus der Reihe: e-fellows.net schüler-wissen

e-fellows.net (Hrsg.)

Band 2760

Gesundheitsprävention und selbstbestimmtes Leben im Alter als Ziele des fiktiven Projekts "Gesundheitsstadt Fortschritt am Inn"

Fallaufgabe "Wissensmanagement"

GRIN Verlag

GRIN - Your knowledge has value

Der GRIN Verlag publiziert seit 1998 wissenschaftliche Arbeiten von Studenten, Hochschullehrern und anderen Akademikern als eBook und gedrucktes Buch. Die Verlagswebsite www.grin.com ist die ideale Plattform zur Veröffentlichung von Hausarbeiten, Abschlussarbeiten, wissenschaftlichen Aufsätzen, Dissertationen und Fachbüchern.

Besuchen Sie uns im Internet:

http://www.grin.com/

http://www.facebook.com/grincom

http://www.twitter.com/grin_com

Fallaufgabe

„WISSENSMANAGEMENT"

P-WISSM01

24.02.2015

Erstellt von

Manuel Anhold

Inhaltsverzeichnis

1 Zentrale Ziele für das Projekt „Gesundheitsstadt" in Fortschritt am Inn

Das seitens des neuen Bürgermeisters Kl. für Fortschritt am Inn initiierte Projekt „Gesundheitsstadt" fokussiert auf die innovative Bewältigung der komplexen Herausforderungen durch den demographischen Wandel im Sinne einer gemeinsamen Gesundheits- und Sozialverantwortung. Das neu gebildete Projektteam mit den Mitgliedern Herrn Kl. (Bürgermeister) sowie Herrn K. und Frau G. (Abteilung Stadtentwicklung) hat als übergeordnete Ziele für die nächsten zehn Jahre den Erhalt hoher Lebensqualität, guter Gesundheit sowie funktionierender sozialer Netze und Infrastruktur für die Bewohner der Stadt zu garantieren [vgl. MORGNER-MIEHLKE, 2012, S. 3-5].

Nachfolgend sollen für die beiden Schwerpunkte „Prävention" und „selbstbestimmtes Leben im Alter" jeweils Ziele und zugeordnete Voraussetzungen dargestellt werden, die binnen der kommenden fünf Jahre umgesetzt werden sollen. Im Sinne des am 17.12.2014 verabschiedeten Entwurfs des Präventionsgesetzes sollen Prävention und Gesundheitsförderung für alle Lebensalter und alle Lebensbereiche als gemeinsame Aufgabe von Sozialversicherungsträgern. Ländern und Kommunen gestaltet werden [vgl. Bundesministerium der Gesundheit, 2014].

1.1 Ziele und Voraussetzungen „Prävention"

Vor dem Hintergrund der Zunahme chronischer Erkrankungen kommt der Prävention eine besondere Bedeutung zu. Bei dieser geht es um die Vermeidung der Entstehung von Erkrankung bzw. um die Verhinderung von Verschlimmerung [vgl. BÖHME & STENDER, 2010]. Die Kommune (hier: Stadt Fortschritt am Inn) ist bezogen auf ihre Bürgerinnen und Bürger als Lebenswelt besonders geeignet, um Prävention im Alltag zielgruppengerecht zu gestalten und Beteiligung zu erreichen [vgl. BÖHME & STENDER, 2010]. Für die Gesundheitsstadt könnten die folgenden Präventionsziele für die kommenden fünf Jahre festgelegt werden:

A. Etablierung von niederschwelligen Aufklärungsangeboten zu Präventionsmaß-nahmen in differenten Lebensabschnitten bzw. Zielgruppen. Denkbar wäre die Fokussierung auf altersbezogene Zielgruppen: Kinder, Jugendliche, junge Familien, Berufstätige, Senioren (z.B. Aufbau einer IT-Infrastruktur).

B. Schaffung von qualitativ hochwertigen Präventionsangeboten bzw. Maßnahmen für bestimmte Zielgruppen (z.B. Raucher, Ausdauersport und Ernährung).

C. Verbesserung der Vernetzung von Präventionsleistung unter Einbeziehung von ambulanten und stationären Leistungsanbietern und Berufsgruppen.

D. Förderung der bevölkerungsbezogenen langfristigen Nutzung von Präventions-angeboten und Erhalt gesundheitsförderlicher Lebensweise durch Anreizsysteme.

E. Reduktion der krankheitsbezogenen Gesundheitsausgaben zur Finanzierung von Präventionsmaßnahmen.

Entsprechend den Anforderungen des Entwurfs zum Präventionsgesetz [vgl. BUNDESMINISTERIUM DER GESUNDHEIT, 2014] gelten Förderung von Prävention in klein- und mittelständischen Betrieben (betriebliches Gesundheitsmanagement) einen besonderen Fokus dar, darüberhinaus die Etablierung präventionsorientierter Gesundheitsuntersuchungen im Kindes- und Jugendalter (z.B. früher Kompetenzerwerb gesunde Ernährung).

Bei den derzeit 69 Städten und Kreisen, die dem bundesdeutschen Gesunde-Städte-Netzwerk angehören und etwa 20 Prozent der Bevölkerung umfassen werden jeweils neun Aspekte gefordert. Nach Beschluss durch das kommunale Gremium geht es um die Einrichtung einer zuständigen Person bzw. Geschäftsstelle. Ein relevanter Aspekt sollte die Einrichtung einer qualifizierten Stelle im Sinne eines Wissensmanagers für die langfristige Übernahme der operativen Tätigkeiten sein (siehe Abschnitt 4). Weiter geht es um die Etablierung einer sektoren- und ressortübergreifenden politischen Ausrichtung. Dabei ist es von Interesse wichtige Entscheidungsträger und Gremien thematisch zu unterstützen und Prävention durch nachhaltige Entscheidungen zu unterstützen (z.B. Mittelvergabe, Infrastruktur etc.). Prävention sollte bei öffentlichen Planungen als Entscheidungskriterium einbezogen werden. Konkret könnte die Mittelvergabe in öffentliche Sportanlagen gefordert werden. Im 9-Punkte-Programm werden Rahmenbedingungen für die Beteiligung von Bürgerinnen und Bürgern genannt. Hier geht es um die Unterstützung und Koordinierung von Initiativen, Vereinen und Interessenvertretungen bei eigenen Präventionskonzepten (z.B. Gesundheitssport des örtlichen Sportvereins). Neben der Gesundheitsberichterstattung als relevante Entscheidungsgrundlage und Möglichkeit zur Erfassung der Effekte von Präventionsmaßnahmen kommt der Bildung und Teilnahme an Netzwerken eine große Bedeutung zu. Hier soll Wissens- und Informationstransfer zwischen den Akteuren gefördert werden. Abschließend wird im 9-Punkte-Programm ein Berichtswesen mit einem vierjährigen Intervall gefordert.

Für die erfolgreiche Umsetzung der Ziele sollte ein Projektmanagement etabliert werden. Wichtig ist es dabei, die relevanten Entscheidungsträger bzw. Akteure –z.B. in Projektgruppen- zu integrieren. Letztlich geht es um die Planung und Koordination von Maßnahmen mit dem Zweck ein viele Lebensabschnitte übergreifendes Angebotskonzept bzw. Maßnahmen zu implementieren, um wichtigen Volkskrankheiten zu vermeiden und frühzeitig zu therapieren.

1.2 Ziele und Voraussetzungen „Selbstbestimmtes Leben im Alter"

Im Kontext des demographischen Wandels spielt Autonomie alter Menschen durch den Erhalt funktioneller Ressourcen eine besondere Rolle. Der Erhalt von selbstständiger Lebensführung hat Bedeutung für die Lebensqualität, den Entscheidungsrahmen sowie die Kostenentwicklung im Bereich der Pflegeleistungen [vgl. Bundesregierung, 2015]. Als Ziele im Projekt Gesundheitsstadt für das Thema „selbstständiges Leben im Alter" können folgende Ziele gewählt werden:

A. Entwicklung eines auf Langfristigkeit ausgerichtetes strategisches Konzept, das den bevölkerungsbezogenen Erhalt von Ressourcen (u.a. Mobilität, Kognition, Sinne) umfasst.

B. Förderung der Partizipation und Integration alter Menschen in der Arbeitswelt und in Entscheidungsprozesse.

C. Förderung generationsübergreifender Lebens- und Wohnkonzepte (Mehr-Generationen-Häuser, Unterstützungsnetzwerke) im Sinne von Kompensations-strategien („sorgende Gemeinschaft").

D. Bedarfsgerechter Erhalt bzw. Ausbau altersgerechten Wohnraums und bedarfs-orientierte Bereitstellung („selbstbestimmtes Wohnen").

E. Ausbau altersbezogener Beratungs- und Dienstleistungsangebote sowie Unterstützungssysteme und Finanzierungslösungen [vgl. BUNDESREGIERUNG, 2015; vgl. FRIEDRICH, 2014, S. 29, 36-43].

Bezogen auf die altersbezogene Thematik geht es um die Steuerung und Integration vielfältiger parallel ablaufender Prozesse und Maßnahmen sowie die Beteiligung von geeigneten Akteuren (insbesondere Seniorenvertreter, Stadtentwickler, Geriater, Gerontologen). Neben den im Kontext zur Prävention Skizzierten könnte die Nutzung von aktuellen Forschungsdaten und Beteiligung an epidemiologischen Studien attraktiv sein. Bei der Unterstützung alter Menschen stellt die Entwicklung und regionale Nutzung auch technischer und elektronischer Unterstützungssysteme („Smart Home für Ältere") sowie die altersgerechte Wohnumfeldgestaltung einen potenziell relevanten Fokus dar [vgl. NARTEN, 2014, S. 19-21, 23-25].

2 Kampagne „Gesundheit und Prävention"

Um eine gute Umsetzung des Projekts „Gesundheitsstadt" zu erzielen soll die Bevölkerungsbezogene Gesundheitskompetenz verbessert werden. Dies soll durch eine Kampagne mit dem Arbeitstitel „Gesundheit und Prävention" umgesetzt werden.

2.1 Definition des Wissensmanagements

Wissensmanagement ist definiert als ein „strukturierter, ganzheitlicher Ansatz", der sich „mit der Wahrnehmung, der Analyse und der Gestaltung von Wissensprozessen" beschäftigt [MORGNER-MIEHLKE, 2010. S. 10]. Wissensmanagement beschäftigt sich mit Identifikation und Erwerb, Generierung bzw. Entwicklung, Transformation, Speicherung und Nutzung von Wissen [vgl. PIEKENBROCK, 2013, S. 495]. In der Definition von PROBST wird das Wissensmanagement daher als integratives Interventionskonzept verstanden, dem insgesamt sechs operative Kernprozesse zugeordnet sind. In **Fehler! Verweisquelle konnte nicht gefunden werden.** sind diese als Managementregelkreis dargestellt. Auf die strategische Ebene soll an dieser Stelle nicht eingegangen werden [vgl. MORGNER-MIEHLKE, 2010, S. 10-11], jedoch nachfolgend auf die Einzelprozesse.

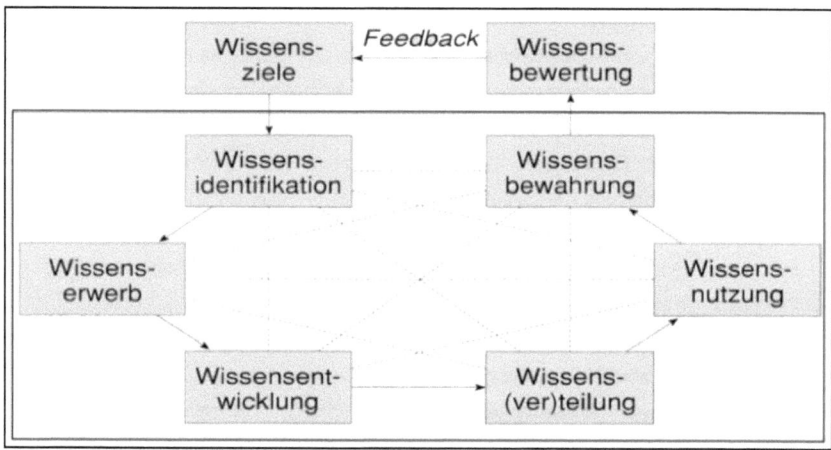

Abbildung 1: Kernprozesse des Wissensmanagements [PROBST ET AL., 1999 In: LINDE, 2004, S. 7, Abb. 5]

2.2 Operative Abbildung der erforderlichen Prozesse

Bezogen auf die Kampagne „Gesundheit und Prävention" soll die operative Abbildung der sechs von PROBST definierten Kernprozesse des Wissensmanagements dargestellt werden [vgl. MORGNER-MIEHLKE, 2010, S. 12-13].

2.2.1 Wissensidentifikation bzw. Wissenstransparenz

Bei diesem Wissensbaustein geht es um die Schaffung von Transparenz bezüglich internem und externem Wissen anhand eines analytischen Vorgehens. Hierbei sollen Hindernisse wie Dezentralität überwunden werden. Konkret geht es darum, vorhandene Informationsmaterialien, regionale Experten und gegebenenfalls anderweitig nutzbare Datenquellen zu identifizieren. Im Ergebnis sollte eine Auflistung der in der Stadt vorhandenen Fachleute stehen, die sich mit den Themen Gesundheit und Prävention inhaltlich beschäftigen. Hierzu könnten Ärzte, Pflegekräfte, Ernährungstherapeuten, Krankengymnasten, Psychologen, Apotheker, aber auch private Anbieter von Präventionskursen (z.B. Präventionssport, gesunde Ernährung, Reha-Sport) gehören. Bereits etablierte Schulungs- und Unterrichts-materialien, vorhandene Veröffentlichungen innerhalb der Stadt sowie vorhandene Informations-angebote (z.B. Beratungsstellen, Vereine) können hier ebenso hinzuzählen. Es geht also konkret darum, zu dem gewählten Fokus auf Gesundheit und Prävention eine gezielte Recherche (Internet, Telefonanrufe) zu betreiben.

2.2.2 Wissenserwerb

Wissenserwerb beinhaltet die Einbringung (Import) aus externen Wissensquellen. Dabei kann es um die Rekrutierung von externen Wissensträgern gehen. Für die Kampagne könnten zum Beispiel hochkarätige Referenten aus der Forschung als Referenten oder Berater für die ortsansässigen Gesundheitsdienstleister gewonnen werden. Zudem ist Wissenserwerb in Form von Kooperationen denkbar. Hier könnten überregionale Vernetzungen mit Produktanbietern oder Abnehmern für Gesundheitsprodukte vorstellbar sein oder Wissensverknüpfungen mit Partnerstätten. Zudem kann Wissen von Stakeholdern und in Form von Wissensprodukten bezogen werden. Für die Kampagne mag es sinnvoll sein nach der Wissensidentifikation gezielt „fehlendes" Wissen zur optimalen Umsetzung der Wissenskampagne zu beziehen. Hierbei kann es um faktisches Wissen, die Kenntnis um besonders gut umsetzbare Schulungen etc. gehen.

2.2.3 Wissensentwicklung

Komplementär zum Wissenserwerb ist die Wissensentwicklung zu bewerten. Hierbei geht es darum, Fähigkeiten neu zu entwickeln oder zu verbessern, Produktangebote zu erneuern oder Prozesse leistungsfähiger zu gestalten. Die spezifischen Aspekte der Wissensentwicklung sind Kommunikation, Schaffung von Transparenz und Integration unter der möglichen Notwendigkeit zur Überwindung von Innovationsbarrieren. In der Umsetzung der Gesundheits-/Präventionskampagne könnte durch gemeinsame Beratung zum Beispiel der Ernährungsberater der Stadt eine methodisch neue Möglichkeit zur Beratung adipöser Patienten geschaffen werden. Es könnte etwa um die Entwicklung einer Beratungsbroschüre „aus einer Hand" gehen, die evidenzbasiertes Wissen, Erfahrungswissen aus der Praxis und individuelle Aspekte integriert. Überwunden werden müssen hier sicherlich Vorbehalte aufgrund der lokalen Konkurrenzsituation, Kompetenzstreitigkeiten und Unwillen zu fachlichem Diskurs. Eine Integration von betroffenen Patienten, aber auch der gesunden Bevölkerung ist anzustrengen.

2.2.4 Wissensverteilung und Wissensteilung

Bei der Wissens-(ver-)teilung geht es um Distribution und damit Multiplikation von Wissen in einer Organisation. Dies kann im Kontext einer Kampagne zentral durch einen Projektleiter oder Wissensmanager gelsteuert werden oder aber auf Gruppen verteilt werden (z.B. auf thematisch ausgerichtete Kompetenz-Teams). Für die Träger der Kampagne könnten Kompetenztrainings und Wissensplattformen erstellt werden. Informations- und Schulungsmaterial könnten zentral hinterlegt werden und somit zum Beispiel Kursanbietern oder der Bevölkerung zur Verfügung stehen. Im Kontext einer Kampagne wären ein einheitliches Layout, abgestimmte Wissensinhalte und ein koordiniertes Vorgehen sinnvoll.

2.2.5 Wissensbewahrung

Wissenskonservierung umfasst die Prozesse Selektion, Speicherung und Aktualisierung. Hierbei sollten das im Rahmen der Kampagne aufgearbeitete Wissen, das methodische Vorgehen und die Ergebnisse der Kampagne sinnvoll archiviert werden. Wichtig ist es, das bei allen Akteuren der Kampagne (also auch der Zielgruppe Bevölkerung) die erworbenen Kenntnisse und Fertigkeiten sowie eine erworbene Haltung zu den präventiver Lebensgestaltung und Gesundheitsthemen zu bewahren. Spezifisch geschulte Multiplikatoren innerhalb der Kampagne zeichnen sich mitunter durch ein besonderes erworbenes Wissen, eine Methodenkompetenz oder andere Aspekte aus, die innerhalb der Stadt Fortschritt am Inn nach Möglichkeit erhalten werden sollte.

2.2.6 Wissensnutzung

Wissensnutzung stellt mit Bezug auf die Zielgruppe der Kampagne eine besondere Herausforderung dar. Die mit der Kampagne verbundene Intention ist es, die Wissensbasis zu gesundheitsbezogenen Themen und individueller Prävention von Erkrankungen in der Bevölkerung zu verbessern. Dies soll jedoch mit der Vorstellung verbunden sein, Verhaltensmodifikationen zu erwirken, die das Aufkommen von Erkrankungen im optimalen Fall verhindert oder dessen Wahrscheinlichkeit reduziert. Konkret geht es darum z.B. ungesunde Ernährungsweisen, Bewegungsmangel oder Nikotinkonsum trotz bestehender Gewohnheiten oder Vorbehalte zu beseitigen. Hier geht es um die jeweils individuelle Umsetzung in Richtung auf gesundheitsförderliches Verhalten (Schaffung eines psychosozialen Umfelds, Nutzung von Ausdauersport).

3 Relevante Akteure im Projekt „Gesundheitsstadt Fortschritt am Inn"

Mit Hinblick auf das Projekt „Gesundheitsstadt" in Fortschritt am Inn sollen die notwendigerweise zu involvierenden Akteure tabellarisch zusammen mit ihren jeweiligen Projekt-Interessen in **Tabelle 1** aufgeführt werden. Bei der Auflistung wurde darauf Wert gelegt, der Vielfalt möglicher Beteiligter gerecht zu werden. Als interprofessionelles Projekt sind nicht nur die medizinischen Professionen zu betrachten, sondern eben auch Vertreter aus sozialen Bereichen, Politik und freier Wirtschaft. Es soll bedacht werden, dass es viele beteiligte Akteure mit positivem Engagement hinsichtlich der „Gesundheitsstadt" gibt. Dennoch müssen eigene oder bezogen auf die eingenommene Rolle entgegenstehende Interessen der Personen bedacht werden. Hieraus und aufgrund einiger anderer skizzierter Faktoren heraus sind Widerstände und Gegenströmungen zu bedenken.

Die nachfolgende tabellarische Auflistung in **Tabelle 1** verwendet als Ordnungsmerk-mal eine alphabetische Reihung anhand der Bezeichnung der Akteure.

Akteur im Projekt	Interessen im Projekt	Individuelle Ziele
Agentur für Arbeit / Job-Center	Vermittlung von Arbeitnehmern im Pro-jekt, Präventions- und Gesundheitspro-jekte	Vermeidung von Langzeitarbeitslosigkeit
Anbieter Gesundheits-Tourismus / Wellness	Vernetzung, Bedarfsanpassung von Hotels, Gastronomie auf gesunde Ernährung einstellen	Potenzielle Kundenakquise
Apotheken	Einbringen von Fachkompetenz für Arzneimittel, Nahrungsergänzung, Marktziele, eigene Beratungsleistungen	Marketing / Werbung Portfolio anpassen
Arbeitgeber(verbände) Betriebsärzte	Erhalt der Gesundheit der Arbeitnehmer aller Altersstufen, Gesundheitsgedanke in Firmen, lebenslanges Lernen	Kosteneffizienz der Arbeit, Übernahme sozialer Verantwortung
Arbeitnehmervertreter / Gewerkschaften	Verbesserung Arbeitsbedingungen, Prä-vention von Krankheiten im Arbeits-prozess	Mitglieder, Interessens-vertretung
Bildungseinrichtungen (Kindergarten, Schule, Volkshochschule)	Pädagogische Kompetenz, Erziehung zu gesunder Lebensführung	Werbung für Einrichtungen, Mittelzuweisungen
Bürgermeister Kl.	Erfolgreiche Projektumsetzung, Verant-wortung für Gesundheit und Soziales	Wiederwahl / Populari-tät
Bürgervertreter	Wahrung von Bürgerinteressen, Projekt-kosten für den Bürger dämpfen, Nutzen durch Lebensqualität in der Stadt	Erneute Wahl als Bürgervertreter
Ehrenamtliche Bürger	Kompetenzerwerb, Professionalisierung	Wissenszuwachs
Einzelhandel / Lebensmittelindustrie	Anpassung Produktpalette i.S.e. gesunden Lebensführung	Trends erkennen, Verkauf
Gesundheitsdezernent	Vernetzung und Infrastrukturverbesserung von Gesundheitsleistungen, Kostenre-duktion	Ansehen durch erhöhte Relevanz seiner Tätigkeit
Heil-/Hilfsmittelindustrie	Einbindung in altersmedizinische Fragen und Erhalt von selbstständiger Lebens-führung, Vernetzung mit Gesundheits-professionen und Verordnenden	Vertrieb von Hilfsmitteln, Anpassung der Bedarfe
Heilberufe (Physio-, Ergotherapie, Logo-pädie, Ernährungs-beratung, Psycholgie)	Vernetzung, Kostendämpfung, Interdisziplinäre Projekte für chronische Schmerzen und metabolisches Syndrom	Erlöse durch Aufgaben im Projekt, Werbe-Effekt Zusatzbelastung
Kinder-/Jugendhilfe	Prävention von „Wohlstandserkrank-ungen", bildungsferne Familien als Zielgruppe	Langfristige Ziele
Kostenträger (Gesetz-liche / private Kranken-kassen, Unfall- und Rentenkassen	Kostenreduktion durch Förderung von Prävention, Übernahme von Projekt-kosten	Marketing, Finanzier-barkeit als Ziel Inanspruchnahme von Leistungen senken
Nicht-beteiligte Bürger	Zielgruppe des Projekts, Teilnehmer von Veranstaltungen und Projekten	evtl. Desinteresse

Niedergelassene Ärzte	Umsetzung von medizinischen Zielen (Leitlinien), Reduktion der Krankheitslast, Qualitätsziele	Praxisbudgets reduzieren, Ansehen als Experte
Patientenorganisationen (chronisch Kranke)	Beteiligung an Projekten, Mitsprache, Wissenstransfer	Interessen der Betroffen hinreichend vertreten
Politische Parteien, Interessenverbände	Konkrete Gestaltung Gesundheitspolitik, Mitsprache, Entwicklung von Konzepten	Politische Ziele / Marketing
Presse / Journalisten	Einbindung als Multiplikator, Publik-Machen des Projekts, Information der Bevölkerung	Verkauf von Medien
Sozialdezernent	Attraktivität und Lebensqualität der Stadt steigern, Finanzierung von Sozialleist-ungen	Beruflicher Erfolg Zeitliche Belastung im Projekt
Sozialstationen	Ressourcen-Nnutzung, Entwicklung von Standards	Patientenzuweisung
Sozialverbände / Seniorenvertreter	Gesundes und selbstständiges Leben im Alter, Teilhabe erhalten. Spezifische Bedarfe für alte Menschen einbringen	Lobby-Interessen
Sport-/Fitnessstudios, Sportvereine	Mitgliederzahlen erhöhen, Präventions-angebote aufbauen und ausweiten, Synergien entwickeln	Gewinnerzielung Marketing
Stadtentwicklung / -planung, Infrastruktur-vertreter	Einbindung der Themen Infrastruktur, Gestaltung des städtischen Raums	z.B. Infrastrukturan-passung an alternde Bevölkerung
Stationäre Altenpflege	Kooperation mit ambulanten Leistungs-erbringern, Verbesserung der Behand-lungsqualität, Gesundheit der Mitarbeiter	Zufriedenheit Pflege-heimbewohner, Rekru-tierung Mitarbeiter Heimfinanzierung
Unzufriedene Bürger, Kritiker des Projekts	Ggf. Störfaktor im Projekt, Nörgler. Berechtigte Kritik?	Gegner des Projekts
Wissensmanager	Wissenstransfer, Vernetzung, erfolgreiche Wissenskampagne	Berufliche Bewährung

Tabelle 1: Akteure Im Projekt "Gesundheitsstadt" [eigene Darstellung]

4 Nachhaltige Projektumsetzung durch operativen Wissensmanager

Bei Wissen geht es inhaltlich um „Bekanntmachen", „Sich-Erinnern" „Informieren", „Kennen", „Unterrichten" und „Überblicken". Wissen entsteht individuell durch Verknüpfung mit und Integration von Erfahrungen und Personen. Als Basis für Handeln stellt Wissen und dessen erfolgreiches Management eine wichtige Ressource dar. Die Überwindung von Grenzen der Verfügbarkeit und der Nutzung von Wissen durch Wissenstransfer ist für den Erfolg einer Organisation von Bedeutung [vgl. MORGNER-MIEHLKE, 2010, S. 3-5; S. 9].

Im Projekt „Gesundheitsstadt" soll ein operativer Wissensmanager beschäftigt werden [vgl. MORGNER-MIEHLKE, 2012, S. 7]. Das operative Wissensmanagement sowie not-wendige Instrumente eines Wissensmanagers sollen zur Vorbereitung der Ausarbeitung einer Stellenbeschreibung charakterisiert werden.

4.1 Operatives Wissensmanagement

Operatives Wissensmanagement „bezeichnet die konkrete Anwendung wissens-bezogener Managementaufgaben in der betrieblichen bzw. organisationalen Praxis" [Heigl, 2011, S. 1]. Bei fließendem Übergang zum strategischen Wissensmanagement, welches langfristige Konzepte und Kennzahlen sowie grundsätzliche Entscheidungen und langfristige

Zielformulierungen zum Inhalt hat, hat das operative Wissens-management zum Ziel, die Wissensbasis (Kenntnisse und Fähigkeiten) einer Organisation zu stärken. Die Arbeitsweise des operativen Wissensmanagements ist üblicherweise im Sinne von zeitlich befristeten Projekten mit festem Budget angesiedelt. Differenziert wird hierbei nach Hierarchieaspekten (bottom-up, top-down) sowie nach Reichweite und Zielgruppe.

Die zentralen Aspekte („Schlüsselwörter") des operativen Wissensmanagements sind „Unterstützung" und „Vernetzung". Es geht inhaltlich um die Unterstützung anderer Managementinstrumente bezogen auf die Thematik Wissen, zusätzlich um eine methodische Kompetenz des operativen Wissensmanagers als Vernetzungsexperte mit eigenen Methoden [vgl. HEIGL, 2011, S. 3-8]

4.2 Anforderungen an einen Wissensmanager

Ein klares „Berufsbild" des Wissensmanager existiert nicht, dennoch lässt sich dessen Aufgabenfeld aufgrund typischer Rollenzuschreibungen im Unternehmen zuordnen. Es können die Rollen Chief-Knowledge-Manager, Chief Information Manager, Mitarbeiter Strategieabteilung, Interner Support-Berater, externer Berater, Mitarbeiter oder Leiter Wissensmanagement-Projekt und Wissensmanagement-Aktivist eingenommen werden [vgl. HEIGL, 2010, S. 52]. LINDE führt als möglich Elemente eines Anforderungsprofils für einen Wissensmanager Fähigkeiten betreffend Analyse und Konzeption, Projekt- und Change-Management-Erfahrung, sehr gute IT-Kenntnisse, ausgeprägte Medien-kompetenz, starke Kommunikations- und Teamfähigkeit, Coaching-Erfahrung sowie Erfahrung in Aufbau und Pflege von Netzwerken auf [vgl. LINDE, 2004, S. 215].

4.3 Notwendige Instrumente eines Wissensmanagers

Für die operative Umsetzung von Wissensmanagement innerhalb einer Organisation werden bei MITTELMANN und Kollegen [vgl. MITTELMANN ET AL., 1999, S. 18-23] die nachfolgenden fünf Instrumente benannt.

4.3.1 Mind Mapping

Bei Mind Mapping bzw. Mind-Map handelt es sich um eine (auch durch Software gestützte) Visualisierungstechnik, die der Strukturierung und Kodifikation von Wissenselementen dient. Dabei werden Ideen graphisch gesammelt, geordnet und bewertet, wodurch Wissensstrukturen transparent werden. Zentrales Darstellungs-element ist eine Baumstruktur [vgl. MITTELMANN ET AL., 1999, S. 18; vgl. HEIGL, 2011, S. 77].

4.3.2 Lessons Learned

Bei Lessons Learned geht es um die Sammlung und Dokumentation von aufgrund von Erfahrung gelernten Wissens. Es geht aufgrund von positiven wie negativen Erfahrungen, darum zukünftige Handlungen besser und richtiger Treffen zu können [vgl. MITTELMANN ET AL., 1999, S. 20-21].

4.3.3 Benchmarking / Best Practice

Beim Benchmarking geht es um die systematische interne und externe Suche nach Best Practices, also innovativen Ideen oder hocheffizienten Prozessen, die für die eigene Unternehmung verfügbar gemacht werden sollen [vgl. MITTELMANN ET AL., 1999, S. 21].

4.3.4 Wissenskarten

Wissenskarten bzw. Knowledge Maps sind graphische Verzeichnisse, die der Transparenz von verfügrarem Wissen dienen. Man differenziert Wissensträgerkarten und Wissensbestandskarten [vgl. MITTELMANN ET AL., 1999, S. 21-22].

4.3.5 Persönliche Wissensbank

Die persönliche Wissensbank enthält in kodifizierter, meist elektronischer Form, das Kern- und Spezialwissen einer Person unter stetiger Aktualisierung zum eigenen Kompetenzaufbau [vgl. MITTELMANN ET AL., 1999, S. 22-23].

4.3.6 Virtuelle Arbeitsräume

Sie dienen in Form von Intra- oder Internet-Arbeitsumgebungen, z.B. für eine räumlich dezentrale Arbeitsgruppe zur gemeinsamen themenzentrierten Tätigkeit dar [vgl. MITTELMANN ET AL., 1999, S. 23].

5 Umsetzung eines Wissensworkshops im Projekt „Gesundheitsstadt"

Nachfolgend sollen der Begriff Wissensworkshop zunächst allgemein definiert und dessen Zweckbestimmung erläutert werden. Anschließend werden die in Wissensworkshops üblicherweise eingesetzten Instrumente allgemein aufgezeigt. Abschließend soll die Sinnhaftigkeit des Einsatzes eines Wissensworkshops im Kontext des Projekts „Gesundheitsstadt" begründet und hierbei geeignete Instrumente benannt werden.

5.1 Definition Wissensworkshop

Wissensworkshops stellen eine intensive und komprimierte Form des Wissenstransfers dar. Es geht darum, in einer sehr umschriebenen Zeit implizit vorhandenes Wissen von Experten für andere nutzbar zu machen und bei zu explizieren. Es geht also darum, mit vergleichbaren Instrumenten eines Kompetenztrainings Wissen einzelner Experten anderen verfügbar zu machen. Typische Teilnehmer eines Wissensworkshops sind ein Moderator, ein Leaving Expert, Fachkollegen als Rezipienten und Interakteure des Experten und eine Person zur Dokumentation.

Anwendung finden Wissensworkshops bei Wechsel von Führungskräften (Nachfolge), als Alternative für eine Einarbeitungsphase, bei Beendigung von Projekten sowie zum Zwecke der raschen Einarbeitung in Themen [vgl. HÖGL, 2011, S. 30].

5.2 Instrumente von Wissensworkshops

Die eingesetzten Instrumente für den Erfahrungsrückfluss eines Wissensworkshops sind mit denen eines Kompetenztrainings vergleichbar und sollen nun aufgeführt werden. Relevant ist die Dokumentation des Workshops [vgl. HÖGL, 2011, S. 31].

5.2.1 Wissenslandkarten

Bei Wissenslandkarten wird das zu transferierende Wissen im Sinne von Überschriften dargestellt bzw. untergliedert. Methodisch stehen Mind-Map, Cmap, Pinboard und Wiki zur Verfügung.

5.2.2 Beziehungsnetzwerk

Die Wiedergabe des Beziehungsnetzwerks des Leaving Experts erfolgt aufgrund der Auswertung seiner Kontakte in E-Mail-Programmen (z.B. Microsoft® Outlook)), soziale Netzwerke, Telefonkontakte. Das Beziehungsnetzwerk stellt eine relevante Ressource für zusätzlichen Wissensaustausch und Handlungsfähigkeit dar.

5.2.3 Dokumente und Links

Der Weitergabe von Wissen und Kenntnissen aufgrund bestehender Dokumente und Links kommt eine weitere wichtige Bedeutung zu. Sie erfolgt aufgrund der Auswertung von vorhandenen Daten der Computer, Internet-Publikationen, Akten sowie von Veröffentlichungen.

5.2.4 Erzählungen

Bei Erzählungen in einem ungezwungenen, informellen Rahmen geht es um den Transfer von Wissenselementen, die außerhalb üblicher Darstellung liegen. Vorstellbar sind hier Kenntnisse über Ereignisse, Interessen, Charaktereigenschaften und private Beziehungen innerhalb eines Netzwerks, die bei der täglichen Arbeit durchaus von Vorteil sein könnten und im Sinne von „soft skills" einsetzbar sind und Anknüpfungs-punkte bieten.

5.2.5 Arbeitsproben

Mithilfe von Arbeitsproben können in einem Lehrling-Meister-Setting Fertigkeiten durch Zuschauen weitergegeben werden. Hier ist die Vermittlung von praktischen Fähig-keiten hervorgehoben. Beispielhaft ist hier die Vermittlung von physiotherapeutischen Übungen zu nennen.

5.3 Wissensworkshop im Projekt „Gesundheitsstadt"

Bezogen auf das Projekt „Gesundheitsstadt" und die Situation eines bereits auf den Weg gebrachten Projekts mit gewissem Projektfortschritt stellt der Wissensworkshop eine geeignete Maßnahme dar, um alle relevanten Akteure einschließlich des Gremiums und den Bürgermeister in umschriebenem Zeitrahmen über die Aspekte des Projekts zu informieren und zeitgleich eine hinreichende Dokumentation zu erzielen [vgl. HÖGL, 2011, S. 30-31]. Im Rahmen des Workshops können so Wissensdefizite ausgeglichen, der kontext-bezogene Austausch auf Expertenebene erfolgen und letztlich auch der Wissensmanager in seiner Rolle etabliert werden.

Als zeitlicher Ansatz könnte ein ein- bis zwei-tägiger Workshop einschließlich einer Abendveranstaltung gewählt werden. Die Teilnahme des Wissensmanagers sollte aufgrund der Vorhaltung der Methodenkompetenz und seiner zentralen Rolle im Projekt selbstverständlich sein. Zu den verbindlichen Instrumenten sollte zunächst eine Wissenslandkarte erstellt werden, um relevante Aspekte des Projekts sowie den aktuellen Projektfortschritt für alle Teilnehmer erkennbar werden zu lassen. Im Workshop selbst könnte dies durch Herrn Bürgermeister KI. und den eingesetzten Wissensmanager selbst als die zentralen Figuren des Projekts erfolgen. Denkbar ist methodisch die Erstellung einer Mind-Map, auch unter Ergänzung der Wissensinhalte der übrigen Workshop-Teilnehmer. Da das Projekt „Gesundheitsstadt" vor allem auch die Vernetzung von Akteuren beinhaltet, sollte das Beziehungsnetzwerk aufgezeigt und allen Teilnehmern verfügbar gemacht werden. Ziel sollte es sein, den Workshop-Teilnehmern die Projektbeteiligten bzw. Akteure (persönlich) bekannt zu machen und eine unkomplizierte Vernetzung zu fördern (E-Mail-Erreichbarkeit, Telefon-/Mobilnummern). Deutlich werden sollte bei der Vorstellung einzelner Projektgruppen deren inhaltliche Ausrichtung, bereits erzielter inhaltlicher Leistungen (Dokumente und Links) und weiterer Projektvorhaben. Wichtig ist in diesem Kontext auch die Schaffung von Klarheit über die in der „Gesundheitsstadt" vorhandenen Angebote zu Prävention und selbstständigem Leben im Alter. Hiervon ausgehend sollte das weitere Fortgehen des Projekts mit den Akteuren abgestimmt und koordiniert werden. Dies kann auch der Vermeidung von Redundanzen dienen. Im Rahmen einer gemeinsamen Abendveranstaltung (z.B. Abendessen) könnte das Instrument „Erzählungen" zum Tragen kommen und sich die Projektbeteiligten in einem informellen Rahmen besser kennen lernen. Nachgeordnet könnten Fortschritte des Projekts in einem für alle Akteure zugänglichen und bearbeitbaren virtuellen Festplatte (z.B. Dropbox) festgehalten oder einem Wiki verfügbar gemacht werden [vgl. HÖGL, 2011, S. 30-32].

III   Literaturverzeichnis

BÖHME, C.; STENDER, K.-P. (2010): *Gesundheitsförderung und Gesunde / Soziale Stadt / Kommunalpolitische Perspektive.* http://www.leitbegriffe.bzga.de/alphabetisches-verzeichnis/?idx=43, abgerufen am 23.02.2015.

BUNDESMINISTERIUM FÜR GESUNDHEIT. (2014): *Bundeskabinett beschließt Präventions-gesetz.* http://www.bmg.bund.de/themen/praevention/praeventionsgesetz.html, abgerufen am 15.02.2015.

BUNDESREGIERUNG. (2015): *Die Demografiestrategie: Selbstbestimmtes Leben im Alter.* http://www.bundesregierung.de/Content/DE/_Anlagen/Demografie/3-alter.pdf?__blob=publicationFile&v=2, abgerufen am 22.02.2015.

FRIEDRICH, K. (2014): *Ökologische Gerontologie – Altern in räumlicher Umwelt.* GEROH02. Studienheft der APOLLON Hochschule der Gesundheitswirtschaft, Bremen.

FORSCHUNGSUNION WIRTSCHAFT – WISSENSCHAFT. (2011): *Bericht der Promotoren-gruppe Gesundheit / Ernährung.* http://www.forschungsunion.de/pdf/gesundheit_ernaehrung_bericht_2011.pdf, abgerufen am 22.01.2015.

PIEKENBROCK, D. (2013): *Gabler Kompakt-Lexikon Wirtschaft. 11. Auflage.* Springer. Wiesbaden.

HEIGL, T. (2011): *Operatives Wissensmanagement.* WISSM02. Studienheft der APOLLON Hochschule der Gesundheitswirtschaft. Bremen.

LINDE, F. (2004): *Wissensmanagement: Ziele, Strategien, Instrumente.* In: MÜLLER-CHRIST, G.; HÜLSMANN, M.: *Modernisierung des Managements. Festschrift für Andreas Remer zum 60. Geburtstag.* Wiesbaden: S. 301 – 342. http://www.fbi.fh-koeln.de/institut/personen/linde/publikationen/WM_Linde.pdf, abgerufen am 22.02. 2015.

MITTELMANN, A.; CSAJTAI, K.; DERNTL, P.; MAYRHOFER, D.; PILSI, V.; PUTZ, P.; SCHWAB, M. (1999): *Wissensmanagement. Grundlagen – Modelle - Instrumente.* Arbeits-bericht der CC WPM / Arbeitsgruppe „Wissensmanagement". http://www.artm-friends.at/am/publications/km_ab1999.pdf, abgerufen am 22.02.2015.

MORGNER-MIEHLKE, A. (2010): *Strategien und Prozesse zum Wissen und Wissens-management.* WISSM01. Studienheft der APOLLON Hochschule der Gesund-heitswirtschaft, Bremen.

MORGNER-MIEHLKE, A. (2011): *Wissensmanagement als partizipativer Ansatz in Gesundheitsnetzwerken.* WISSM03. Studienheft der APOLLON Hochschule der Gesundheitswirtschaft, Bremen.

MORGNER-MIEHLKE, A. (2012): *Fallaufgabe „Wissensmanagement".* P-WISSM01. Studienheft der APOLLON Hochschule der Gesundheitswirtschaft. Bremen.

NARTEN, R. (2014): *Wohnen im Alter.* GEROH03. Studienheft der APOLLON Hochschule der Gesundheitswirtschaft, Bremen.

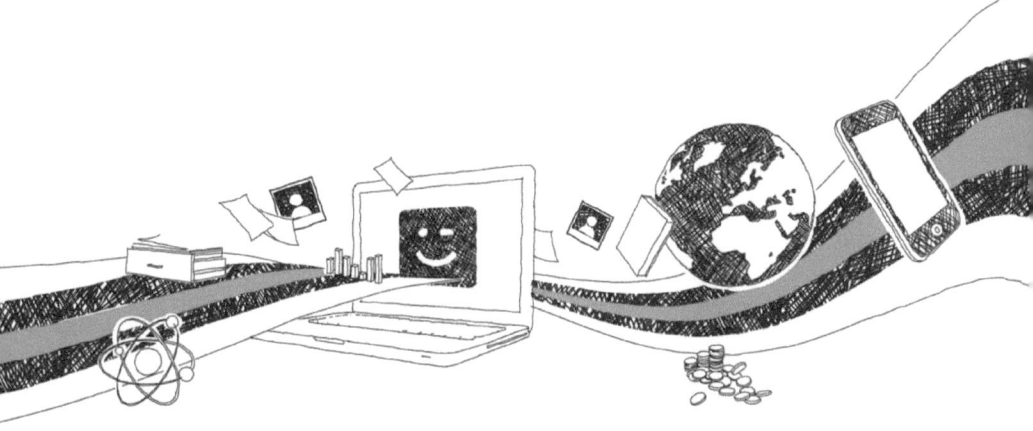
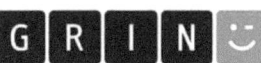